CONTRIBUTION

A

L'ÉTIOLOGIE

ET A L'ÉTUDE

DES

DIFFÉRENTES FORMES CLINIQUES

DE LA

PNEUMONIE

PAR LE DOCTEUR

Xavier DUPASQUIER

ANCIEN AIDE DE CLINIQUE D'ACCOUCHEMENT

———— o ✧ o ————

LYON

IMPRIMERIE A. WALTENER ET Cie

14, RUE DE LA BELLE-CORDIÈRE, 14

—

1880

CONTRIBUTION

A

L'ÉTIOLOGIE

ET A L'ÉTUDE

DES

DIFFÉRENTES FORMES CLINIQUES

DE LA

PNEUMONIE

PAR LE DOCTEUR

XAVIER DUPASQUIER

ANCIEN AIDE DE CLINIQUE D'ACCOUCHEMENT

———o✦o———

LYON

IMPRIMERIE A. WALTENER ET Cie

14, RUE DE LA BELLE-CORDIÈRE, 14

—

1880

A MON PÈRE

A LA MEILLEURE DES MÈRES

A LA MÉMOIRE DE MA SOEUR

A MA GRAND'MÈRE DRIOT

A MON BON ONCLE ET A MA BONNE TANTE BÉLORG

A MES ONCLES DUPASQUIER

A MONSIEUR REIGNARD

A MON INTIME AMI LE DOCTEUR GROMOLARD

A TOUS MES AMIS

A mon excellent Maître et Président de thèse

MONSIEUR LE PROFESSEUR LÉPINE

Hommage très respectueux

A mes Maîtres à l'Hôtel-Dieu et à la Charité

MM. TEISSIER, OLLIER, BOUCHACOURT

CHAPITRE I

Preuves que toutes les pneumonies ne reconnaissent pas la même cause

Hildenbrand considérait, autrefois, le refroidissement comme la seule cause de la pneumonie : « *frigus pneumoniæ unica causa est* ». M. Bouillaud (1), une des plus grandes figures médicales de notre siècle, a exprimé dans ses leçons cliniques, des vues analogues : « La cause la plus ordinaire, j'ai presque dit la cause *sine quâ non*, de la pneumonie commune, c'est un refroidissement plus ou moins brusque succédant à une chaleur du corps plus élevée qu'à l'état sain, et accompagné de sueurs plus ou moins abondantes. Le froid, lui-même, et sans le concours d'un *échauffement* préliminaire du

(1) Bouillaud, Clinique médicale, *Pneumonie*

corps, peut sans doute, surtout chez les vieillards et les enfants, produire la pneumonie et c'est alors qu'adoptant le langage figuré de M. Récamier, on pourrait lui donner le nom d'*engelure* du poumon; mais il est bien démontré par l'expérience exacte que c'est particulièrement à la suite des alternatives de *chaud et froid*, que l'on voit survenir le plus grand nombre de pneumonies, et depuis Hippocrate jusqu'à Sydenham, depuis Sydenham jusqu'à Broussais et à Laennec, il n'est aucun observateur qui n'ait proclamé cette vérité. La grande cause que je signale est tellement puissante et tellement évidente que l'on ne conçoit pas comment elle a pu être méconnue par certains médecins. Pour commettre une pareille erreur, il faut en conscience manquer totalement du sens de l'observation. »

Cette doctrine absolue, bien qu'appuyée de l'autorité d'un homme d'une si grande valeur, ne fut cependant pas acceptée par l'universalité des cliniciens. Chomel et Grisolle l'ont contestée et dans ces derniers temps, Jurgensen (1), surtout, l'a formellement contredite : « Le refroidissement, dit-il, n'est *nullement* la cause occasionnelle fréquente de la pneumonie. Aucune affection n'a une marche plus typique, une évolution plus nettement cyclique. Les maladies infectieuses (exanthématiques, miasmatiques, typhiques), présentent seules un type aussi régulier. » Aussi n'hésite-t-il pas à ranger la pneumonie dans le groupe des maladies infectieuses,

---

(1) JURGENSEN, *Die Croupœse Pneumonie, Ziemssen's Handbuch.*

causées par la pénétration, dans l'organisme, d'un principe particulier analogue à celui des fièvres éruptives, la grippe, l'érysipèle.

M. Cohnheim pense que la pneumonie n'est pas autre chose qu'une maladie miasmatique et contagieuse qui ne se développe jamais, dans une localité, si elle n'y a pas été apportée.

D'après M. Klebs, la pneumonie serait produite par le *monas pulmonalis*.

Un clinicien français, M. Bernheim, semble adopter cette manière de voir : « Par sa manière de débuter, dit-il, la pneumonie s'affirme souvent comme une pyrexie, comme une fièvre. Et toute l'évolution de la maladie ne vient-elle pas compléter l'analogie ? Cette marche régulière, cyclique de la température, telle que vous la trouverez dans les pyrexies, cette crise rapide à jour fixe, l'amendement à l'état général précédant invariablement la résolution de l'état local, toute l'histoire de la maladie presque figurée par la courbe graphique de la fièvre, tout cela ne nous donne-t-il pas l'impression d'une fièvre pneumonique et non d'une pneumonie ? »

M. Laveran croit aussi que la pneumonie ne reconnaît pas pour cause un refroidissement. Selon cet auteur, cette maladie doit se placer dans le cadre nosologique, plus près des fièvres exanthématiques et de l'érysipèle que des inflammations aiguës.

Dans l'article *Pneumonie* récemment publié dans le *Nouveau Dictionnaire de Médecine et de Chirurgie pratique*, M. Lépine tout en insistant sur l'existence assez fréquente de pneumonies développées sans refroidissement appréciable, s'élève contre le courant qui entraîne aujourd'hui la majorité des médecins à méconnaître l'influence de cette cause occasionnelle, et fait remarquer que pour qu'un refroidissement soit suivi d'un effet fâcheux, en d'autres termes, pour qu'il exerce une influence pathogénique, il n'est pas nécessaire que le froid soit très intense : tout dépend des conditions dans lesquelles se trouve le sujet. Dans cet ordre d'idées, il ne faut pas trop s'étonner que les pneumonies soient communes au printemps : à ce moment la peau fonctionne davantage : elle est bien plus facilement moite qu'en plein hiver ; il en résulte qu'un léger refroidissement de la température ambiante produit plus facilement ce qu'on appelle, communément le *refroidissement du sujet.*

Je trouve dans un travail récemment publié par un médecin de la marine suédoise un plaidoyer dans le même sens. « Je comprends, dit le docteur Eckland, que cette affection, ne prenne pas naissance uniquement sous l'influence du temps, mais il faut bien remarquer aussi qu'on n'a pas fait entrer en ligne de compte la question de l'occupation, de la boisson, du vêtement, du lieu de résidence, du lit en particulier, de la manière d'agir pendant les heures de loisir et après le travail ; ce sont autant de faits qui ont été négligés. Dès lors j'en conclus que la force probante de ces observations est considéra-

---

(1) ECKLAND, travail dont la traduction doit paraître prochainement dans la *Revue de médecine.*

blement diminuée, pour ne pas dire complètement nulle. »

Nous appliquerons le même raisonnement à l'absence purement accidentelle de la pneumonie pendant la saison froide. Ce sont encore là des faits isolés, qui ne peuvent en rien ébranler l'opinion commune, qui est basée sur l'observation de plusieurs siècles. Il est certain, au contraire, que les pneumonies prédominent pendant la saison froide, ainsi que le prouvent du reste surabondamment les statistiques suédoises.

D'après Lombard, les tableaux de mortalité pour l'année 1861 relatent les cas de mort suivants :

Pour la Suède centrale 133 o/oo

Pour la Suède méridionale 95 o/oo

Pour la partie septentrionale 86 o/oo

En France, la pneumonie légitime, selon Lombard, n'a que 70 o/oo de mortalité totale. Elle est donc moins fréquente que dans les villes scandinaves, Christiana, qui compte 75 o/oo, et Copenhague 91 o/oo. Ces chiffres, s'ils sont exacts, prouvent précisément le contraire de ce qu'a avancé Laveran.

Pour la Norwège, il est vrai, la mortalité n'est que de 65 o/oo. Mais ces chiffres montrent tout simplement que dans les régions *septentrionales*, la pneumonie se rencontre moins fréquemment que dans les pays *tempérés*. Plus on se rapproche du pôle, moins on est sujet à la pneumonie. Au pôle, dit-on,

(1) LOMBARD, *Traité de Climatologie médicale*, T. IV, page 107, Paris.

la pneumonie n'existe pas : cela tient, en effet, à ce qu'on est placé dans d'autres conditions climatériques : on a continuellement froid.

Le refroidissement est généralement mal compris par la plupart des personnes étrangères à la médecine. Elles se figurent, en effet, qu'il faut un abaissement notable de la température de l'air ambiant pour qu'il y ait refroidissement ; c'est là une erreur ; et on peut affirmer que *l'état du sujet* y contribue plus que l'élément atmosphérique. Le froid est insuffisant à lui seul, mais assez puissant pour faire naître une pneumonie, s'il surprend l'organisme dans un état opportun de réceptivité ; il faut qu'il y ait la prédisposition. Ainsi s'explique comment les navigateurs au pôle, exposés à une température excessivement basse, n'ont presque jamais de pneumonie. C'est que, chez eux précisément, il manque l'agent le plus essentiel pour la genèse de la maladie : l'état du sujet. A l'inverse, il n'est pas rare de rencontrer, même dans une saison chaude, des cas de pneumonies qui se sont déclarées uniquement par le seul fait, que le corps couvert de sueur, ou même seulement en moiteur, a été imprudemment exposé pendant quelques instants, soit à un courant d'air, soit à une température qui, eu égard à la saison, était un peu froide.

Quand Jurgensen avance que le refroidissement n'est *nullement la cause occasionnelle* de la pneumonie, il est évident que son assertion est considérablement exagérée.

Cet auteur, au lieu de tabler sur les chiffres de

Grisolle, Ziemssen, Griesinger, etc., qu'il a acceptés sans contrôle, aurait dû plutôt faire ressortir qu'ils ne sont pas assez probants, tout au moins ceux qu'a donnés Grisolle. Ce dernier, en effet, s'en est rapporté au dire de ses malades. Or, nous savons, par expérience, que très souvent les malades dénaturent les faits, font des récits mensongers, et qu'en règle presque générale, ils sont incapables de donner des renseignements exacts. « Pour que ces statistiques aient de la portée, dit Eckland, on aurait dû prendre des renseignements sur les plus petits détails, tels que l'occupation, le vêtement, la température de l'air ambiant, la hauteur barométrique, la direction des vents pendant les quelques jours qui ont précédé le début de la pneumonie; cela n'a pas été fait; aussi est-il permis de n'en tirer aucune conséquence. »

Ceux qui n'ont vu que le froid, comme agent unique et nécessaire de la pneumonie, sont allés trop loin. Il est incontestable qu'il existe des pneumonies *a frigore*, mais il n'est pas moins vrai qu'il existe aussi des pneumonies de causes miasmatiques.

Des auteurs dont le récit ne saurait être suspecté, disent que très souvent la pneumonie a une origine zymotique, et qu'elle est produite par un miasme typhogène donnant naissance soit à la pneumonie, soit à la fièvre typhoïde, suivant qu'il porte son action sur le poumon ou sur le tube digestif.

Friedreich a, tout dernièrement, appelé l'attention sur ces pneumonies insidieuses, à manifestations adynamiques ou bilieuses dont la marche est serpigineuse. « Ces pneumonies, dit-il, sont caractérisées par la marche serpigineuse de l'hépatisation et par l'absence de l'évolution cyclique de la fièvre. Celle-ci peut durer dix, douze, quinze jours et la défervescence au lieu d'être brusque, s'effectue le plus souvent par lysis; elles accusent souvent l'empreinte d'une véritable malignité et offrent plus d'une analogie avec les fièvres typhiques graves. Ce qui me confirme surtout dans la pensée qu'il s'agit là d'une pneumonie de nature *infectieuse,* c'est l'apparition dès les premiers jours, d'une tuméfaction notable de la rate, facilement accessible à la palpation ; il s'agit d'un véritable gonflement hyperplasique, car le développement de la rate a lieu dès les premiers jours de la pneumonie. »

Leichstenstern dit pareillement : « La pneumonie croupale ne présente pas des caractères identiques selon les époques et selon les localités. A certains moments et dans certaines localités, on voit apparaître des pneumonies qui, sans que les prédispositions individuelles jouent un rôle manifeste, s'accompagnent de symptômes particulièrement graves, et revêtent un appareil *asthénique* ou *typhique* des plus accusés. Dans certains endroits, à Berlin par exemple, cela s'observe surtout pour les pneumonies d'été ; ailleurs, la constitution est plus stationnaire. » Ces pneumonies asthéniques d'emblée qui se déclarent sans qu'on puisse invoquer la prédisposition, sont pour Leichstenstern. des pneumonies d'une nature particulière.

Les observations de J. Hardwich (de Scheffield), qui est un clinicien consciencieux, ne peuvent aussi manquer d'être prises en sérieuse considération. Il rapporte plusieurs cas de pneumonies asthéniques où la transmission par voie de contagion lui paraît bien démontrée. « Un prêtre est atteint de pneumonie, un de ses parents vient le voir et contracte la même affection ; puis une troisième personne est atteinte après avoir approché ce dernier ; dans une autre localité, un vieillard frappé de pneumonie fait appeler près de lui plusieurs de ses parents, et bientôt chacun d'eux est atteint de la même maladie ; enfin, dans une troisième série de faits, on voit, après l'apparition d'un cas de pneumonie adynamique, dans un village où cette affection ne régnait pas auparavant, six cas semblables se manifester chez des sujets qui avaient été en rapport avec le sujet primitivement atteint, ou les uns avec les autres.

Le docteur Dahl à Christiana, a relaté une épidémie de prison ; plus récemment, le docteur Rodmann a publié la relation de deux épidémies survenues dans la prison de Francfort (Kentucki). Ce praticien a vu dans l'espace de quelques mois, sur 735 prisonniers, 118 cas de pneumonie à forme asthénique : il y eut 35 morts.

Rodmann pense que la pneumonie s'est développée sous l'influence d'un poison spécial engendré par l'action combinée de l'encombrement et d'une malpropreté extrême.

Kuhn, en 1874, a observé dans la prison de Moringen une épidémie du même genre.

Voici un fait rapporté par Brunner qui est des

plus intéressants. « On pratiquait chez un phthisique l'opération de la trachéotomie, en raison d'accidents avec l'œdème de la glotte (dû au développement de granulations dans le larynx). Le médecin, à cause de sa myopie, se tint fort rapproché de la plaie trachéale, pendant une heure ; deux heures après il eut un frisson qui dura vingt minutes, se mit à tousser, et ressentit un point de côté. L'expectoration était visqueuse. Vingt minutes après, nouveaux frissons d'une durée encore plus grande, délire. Le quatrième jour, on constate une hépatisation de la base droite qui s'étend progressivement et envahit le poumon. Le septième jour, mort. A *l'autopsie* : hépatisation grise du poumon avec résolution commençante à la base, dans le centre du foyer, de la grosseur d'une fève (commencement d'abcès. A gauche hépatisation du lobe inférieur. Augmentation du foie et de la rate.

Voilà donc des observations qui prouvent que la pneumonie peut avoir une autre origine que le froid. Lorsque Bouillaud affirme que cet agent est la cause *unique* de la pneumonie, il a tort ; quand Jurgensen et tous les auteurs que nous avons mentionnés soutiennent que cette phlegmasie n'a uniquement pour origine que l'*Epidémicité,* ils vont trop loin. — *In medio stat virtus.* — Là où est l'erreur, c'est qu'on se montre absolu, et qu'on ne veut reconnaître qu'une seule origine à cette affection multiple dans ses causes comme dans ses formes.

CHAPITRE II

**Des différentes formes cliniques de la pneumonie
chez les adultes**

Les classiques, Grisolle, Béhier et Hardy,
Jaccoud, décrivent seulement quelques formes de
pneumonie. Il est possible pourtant, vu l'état actuel
de nos connaissances, d'en trouver un plus grand
nombre.

Dans son traité de pathologie interne, Grisolle (1)
cite la pneumonie bilieuse, compliquée d'état
bilieux; la pneumonie typhoïde qui comprend
deux variétés, la pneumonie adynamique fréquente

(1) GRISOLLE, *Pathologie interne*, 1849.

chez les vieillards, et la pneumonie ataxique qui existe chez les jeunes sujets et les ivrognes. Le même auteur admet encore une autre forme : la pneumonie intermittente, dans laquelle les symptômes propres de la phlegmasie subordonnés à l'état fébrile, suivent la même marche que ce dernier. La pneumonie constitue alors une forme de fièvre intermittente pernicieuse spéciale. Les symptômes peuvent cesser complétement pour reparaître dans l'accès suivant. Mais à mesure que ceux-ci se répétent, la pneumonie finit par atteindre le deuxième degré; l'altération est alors permanente; les symptômes qui l'accompagnent sont encore continus, mais ils éprouvent une exacerbation régulière. La pneumonie est alors devenue rémittente.

Béhier et Hardy (1) font une énumération encore plus sommaire des différentes formes de pneumonie. « Il y a des cas exceptionnels qui s'écartent du type normal de la pneumonie, sans cesser de lui appartenir. La maladie prend souvent des aspects particuliers qui constituent des variétés très importantes, sous le rapport du siège, des symptômes et des terminaisons. »

Suivant ces auteurs, il existe des variétés d'après le siège; c'est ainsi qu'on rencontre la pneumonie de la base, la pneumonie du sommet, la pneumonie centrale, la pneumonie double.

____

(1) BÉHIER et HARDY, *Pathologie interne*, 1846.

Quant aux symptômes, ils reconnaissent des formes différentes suivant la prédominance d'un phénomène particulier ; ils donnent le nom de pneumonie bilieuse à la pneumonie typhoïde qui se présente avec de l'ictère, de pneumonie typhoïde à celle qui se montre avec des phénomènes ataxiques ou adynamiques.

Relativement aux causes, Béhier et Hardy mentionnent les pneumonies traumatiques et les pneumonies épidémiques qui empruntent généralement à l'influence régnante quelques particularités qui constituent des variétés intéressantes.

Jaccoud (1) dans son traité de pathologie interne ne décrit pas de *formes* de pneumonie.

Dans un article récent, monsieur le professeur Lépine a classé de la manière suivante les principales variétés de la pneumonie. Il fait un premier groupe de celles qui offrent quelque anomalie dans leur marche ; un deuxième groupe de celles qui présentent dans leur aspect symptomatique quelque trait particulier. Et il subdivise ce dernier groupe en : 1º ce qu'on a appelé à proprement parler, les *formes* de la pneumonie, c'est-à-dire les variétés qui se distinguent surtout par l'état général dépendant de la constitution médicale ou de l'état du sujet et, 2º les variétés symptomatiques en rapport avec la localisation de la pneumonie. J'accepte cette classification, mais en la modifiant un peu. Je crois en effet

(1) Jaccoud, *Pathologie interne*, 1875.

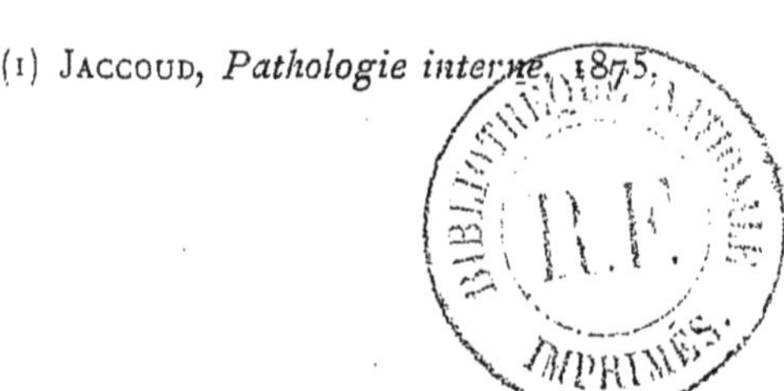

préférable de faire de ces dernières, un groupe à part. Je propose donc la classification suivante que je résume dans le tableau ci-dessous :

FORMES DE LA PNEUMONIE :

I
D'après
la
Marche

A Pneumonie à durée courte.. { 1 Pneumonie abortive. 2 Pneumonie foudroyante.

B Pneum. à durée prolongée-. { 1 Pneumonie double. 2 Pneum. à foyers successifs. 3 Pneumonie migratrice.

C Pneumonie périodique .... { 1 Forme intermittente. 2 Forme rémittente.

D Pneumonie à marche alternante (Pneumonie rhumatismale.

II
D'après le
Siége

A Pneumonie du sommet.
B Pneumonie centrale.
C Pneumonie pseudo-pleurétique.

III
D'après
les
Symptômes
(formes proprement dites.)

A Forme sthénique.
B Pneumonie bilieuse.
C Pneumonie asthénique.
D Pneumonie de starvation.
E Pneumonie entée sur une bronchite.

I. — FORMES DE PNEUMONIES D'APRÈS LA MARCHE

A — **Pneumonies à durée courte**

1° PNEUMONIES ABORTIVES

Les pneumonies abortives sont des pneumonies qui évoluent en moins de cinq jours. Elles se rencontrent à tout âge, chez les vieillards (Charcot) chez l'adulte, (Wunderlich, Woillez, Lebert, Leube, Bernheim etc.) Telle est aussi la *synoque* péripneumonique de M. Marotte.

Les pneumonies abortives, d'après Wunderlich, débutent suivant deux modalités différentes : ou l'ascension thermique arrive promptement au fastigium, ou au contraire, l'ascension initiale de la température fébrile est plus lente : le thermomètre s'élève jusqu'au troisième jour, mais dès qu'il marque 40°, la température redescend. La chute de la fièvre n'est pas absolument soudaine, la défervescence a lieu un peu par lysis. Ordinairement, la matité n'est pas complète ; on n'observe que de la submatité et à l'auscultation le souffle est à peine accusé : ce souffle a son maximum à la racine des bronches, ce qui prouve qu'il est symptomatique d'une congestion pulmonaire et non d'une hépatisation. Ce sont surtout des pneumonies *congestives* dont la guérison se produit encore plus facilement, plus sûrement que dans la pneumonie légitime, et ont encore moins besoin qu'elle d'une thérapeutique active.

Je n'ai pas observé de pneumonie véritablement abortive ; mais l'observation suivante peut cependant être citée comme un exemple de pneumonie à durée courte, car elle n'a duré que *quatre jours*.

OBSERVATION I. — PNEUMONIE DU COTÉ DROIT

Salle Sainte-Élisabeth, n. 46 (Service de M. le professeur Lépine).

Bernaix (Joseph), né à Villeurbanne, jardinier, 26 ans, entré le 6 avril 1880.

Ce jeune homme a été souvent malade dans son enfance : il a eu la fièvre typhoïde et la scarlatine ; en 1870 la petite vérole. Depuis cette époque il s'est bien porté, il attribue sa maladie à plusieurs refroidissements qu'il a éprouvés ces derniers temps.

Le 5 avril, à midi, ce malade a éprouvé une très forte céphalalgie, et une courbature générale au point qu'il ne pouvait se tenir sur ses jambes. Le manque de forces l'obligea à s'aliter. — Une heure après s'être mis au lit, il fut pris de vomissements bilieux qui ont duré jusqu'au 6 au matin. A ce moment, cessation des vomissements, mais dyspnée extrême, point de côté siégeant au niveau du mamelon droit ; pas de frisson, expectoration visqueuse, jaune, transparente.

Ce soir, à son entrée, le malade a le visage vultueux : Anorexie complète. Température 40°.

Le 7 avril. — Pouls 116 — Température 39°5. Matité et souffle dans l'aisselle droite. A la partie moyenne du poumon droit tympanisme. Au-dessus matité et souffle tubaire aux deux temps de la respiration — Traitement, ergot de seigle, 2 gr.

Le 8 avril. — Pouls 108. — Température 40°.

Le souffle est déplacé ; il a diminué aux points où il était hier et s'étend plus bas. Il n'est plus tubaire mais seulement bronchique ; il est entouré d'une zone de râles crépitants fins. La submatité n'existe qu'au niveau de la fosse sous-épineuse, on entend de la respiration bronchique dans l'aisselle. — Suppression de l'ergot.

Le 9 avril. — Température 38°5. Défervescence de la température. Diminution notable du souffle, râles de retour.

Le 10 avril. — Température 37°8. Etat général satisfaisant. L'appétit est revenu depuis avant-hier soir.

Le 11 avril. — Température 37°. Le malade va bien.

OBSERVATION II. — PNEUMONIE CONGESTIVE

Salle Sainte-Marie (Service de M. le professeur Lépine)

Unterneler (Elisa), tisseuse, 16 ans, entrée dans le service le 26 mai 1880.

Père mort phymique il y a un an ; mère bien portante ; deux frères en bonne santé ; rougeole il y a 6 ans. Cette jeune fille n'a eu ses règles que depuis un mois : Elle a perdu pendant trois semaines ; le sang n'a cessé de couler que depuis huit jours. Autrefois la malade a eu de fortes épistaxis ; la dernière remonte à 10 jours.

Début de l'affection, il y a trois jours, par un frisson qui a duré une demi-heure, une céphalalgie intense, un point de côté, un peu de toux et une hyperthermie considérable, pas de vomissements ; diarrhée les deux premiers jours. Actuellement, la malade a une fièvre intense (40, 3e). Le pouls est à 105 ample et rapide, léger dicrotisme. Peau chaude, langue blanche, point de côté à droite, toux peu fréquente ; pas d'expectoration, dyspnée légère. Appétit nul ; rien au cœur.

Signes physiques. — On constate de la rudesse respiratoire sur toute l'étendue de la surface pulmonaire surtout à l'inspiration; l'expiration est très courte et presque nulle.

— En avant rien de notable.

— En arrière, submatité sur toute l'étendue du poumon droit; matité complète à la base et seulement sur quelques centimètres carrés dans un endroit bien limité au-dessous de l'omoplate. Dans ce dernier point les vibrations thoraciques sont exagérées, on entend du souffle tubaire aux deux temps de la respiration ainsi que de la pectoriloquie mais pas de râles. — Respiration 28. — Du côté de l'abdomen, douleurs et gargouillements. — Urine claire, léger nuage albumineux. — Trait., 6 ventouses scarifiées, infusion de racine d'ipeca, 2 gr. Vin de Bordeaux.

Le 28 mai. — T. 37 P. 100 assez plein — respiration 28 le malade va mieux — plus de point de côté, plus de souffle, — quelques râles crépitants à droite — T. soir 38.

Le 29 mai. — T. 37,7 La malade va beaucoup mieux; un peu de souffle à la racine des bronches.

OBSERVATION III. — PNEUMONIE DU SOMMET DROIT, AVEC POUSSÉE CONGESTIVE VERS LA BASE. — GRANDE CHUTE DE LA TEMPÉRATURE AU MOMENT DE LA DÉFERVESCENCE. — RÉSOLUTION TRÈS RAPIDE.

Salle Sainte-Élisabeth, nº 6 (Service de M. le professeur Lépine)

Legrand (Jean), journalier, 19 ans, entré à l'hôpital le 11 mai 1880.

Ce jeune homme a eu, l'année dernière, une affection thoracique aiguë du côté droit. Il y a trois jours, il fut pris d'un frisson et d'un point de côté dont le siége était au niveau du mamelon droit. Depuis, toux et anorexie.

Actuellement. — Température 39°7. Pouls 124. Rougeur diffuse de la joue droite; langue blanche et sèche, toux sèche; dyspnée légère.

Signes physiques. — Submatité au sommet et à la base droite. — En avant et du même côté, léger son tympanique. Exagération des vibrations thoraciques. En auscultant on entend dans la partie supérieure de la fosse sus-épineuse droite, un souffle très net, mêlé à des bouffées de râles sous-crépitants fins. — En bas, obscurité du murmure respiratoire. En avant pas d'altération appréciable. — Rien d'anormal au cœur. Depuis le début de la maladie, selles diarrhéiques assez nombreuses.

Le 12 mai. — Température 40°7. Pouls 124. Anorexie; prostration. Ce matin, la submatité descend jusqu'à la base sous la zone d'intersection. En avant, la submatité commence vers la partie antérieure de l'aisselle et s'étend dans le creux axillaire. On constate dans ce point, un peu d'obscurité du murmure respiratoire; exagération des vibrations thoraciques. Le souffle a son maximum d'intensité un peu en arrière de la ligne axillaire, de là il rayonne dans toute la zone sous-épineuse; Dans ces points la submatité est plus accusée qu'en avant. — Pas d'albumine dans les urines. Température du soir 40°8. Traitement: vésicatoire. Strychnine 0,01 cent.

Le 13 mai. — Pouls 108. Température 39°9. Le malade a souffert pendant la nuit d'un point de côté très pénible. Pas d'expectoration. Le souffle est descendu vers la base du poumon en gagnant les parties externes du thorax. Traitement, vin de pharmacie. Strychnine 0,01.

Le 14 mai. — Pouls 64. Température 35°5. Pas d'expectoration. A l'auscultation on n'entend plus le souffle que dans une étendue très limitée de la fosse sous-épineuse, quelques gros râles muqueux; pas de phénomène critique.

Le 16 mai. — Pouls 62. Température 36°6. Langue toujours blanche; plus de diarrhée depuis hier. Anorexie persistante. — A l'auscultation: râles crépitants de retour sans souffle; plus de matité; persistance des vibrations exagérées.

Le 16 mai. — Cette nuit, le malade, au dire de ses voisins, aurait été pris de délire et d'hallucinations. Ce matin, il est calme. Pouls 72. Température 36°7 ; plus de diarrhée. Appétit faible.—Râles de retour ; plus d'augmentation des vibrations thoraciques. — Traitement, vin de quinquina, vin de pharmacie.

Le 17 mai. — Pouls 60. Température 36°7. Etat général satisfaisant.

2° PNEUMONIE A MARCHE FOUDROYANTE

Ce sont des pneumonies dont l'issue fatale survient avec une brutale rapidité, quelquefois au bout de trente-six heures, par exemple, chez les diabétiques. M. le professeur Lépine a signalé des cas observés par Ranvier qui, en trois jours, étaient parvenues à l'hépatisation grise ; c'était chez les jeunes soldats encore non habitués aux fatigues, aux privations, au froid, et qui avaient abusé de l'alcool. Dans ces cas, l'hépatisation grise survient d'*emblée* sans passer par le stade d'hépatisation rouge.

Comme le fait remarquer M. le professeur Lépine : « toutes ces pneumonies à marche foudroyante se développent sur un *mauvais terrain*, soit que le sujet ait été atteint depuis longtemps d'une maladie chronique, soit qu'il soit placé dans des conditions toutes spéciales de non-résistance que réalisent les fatigues rapides, le *shoc*, etc. »

Il faut bien se garder, en pareil cas, d'attribuer la gravité de la maladie à la médication qui a été instituée.

B—**Pneumonie à durée prolongée**

D'après la statistique de Jurgensen qui comprend 721 observations thermométriques empruntées à Griesinger, Lebert, Naunyn, Thomas, Wunderlich et Ziemsen, on peut dire que dans les deux tiers des cas, la fièvre tombe entre le 6e et le 9e jour, et que la défervescence a lieu par crise et non par lysis. Exceptionnellement certaines pneumonies sans applications sérieuses, (quelle que soit la médication employée,) atteignent le *quatorzième* jour sans que la chute thermométrique se soit encore produite. M. Lépine affirme que cette défervescence peut même se faire attendre *au-delà* sans que l'*hépatisation* grise soit nécessairement établie.

Ordinairement ce retard dans l'apparition de la défervescence, s'explique soit par l'envahissement de l'autre poumon, soit par la formation de foyers successifs. D'autres fois il s'agit d'une durée anormale du processus qui, soit qu'il ait une intensité insolite, soit pour une autre cause, persiste plus que d'habitude. On a remarqué que les pneumonies du sommet ont une marche plus lente, et partant, une durée plus prolongée, toutes choses égales, que celles qui occupent la base.

Dans d'autres cas, ce n'est pas la défervescence qui se fait attendre ; elle a lieu à peu près à son époque, mais la *résolution* néanmoins ne se fait pas complétement. L'observation suivante en est un exemple.

OBSERVATION IV. — Pneumonie a résolution lente

Salle Sainte-Élisabeth, n° 25 bis (Service de M. Lépine)

Gayet (Claude,) né à Lyon, voiturier (43 ans); entré le 18 octobre 1879.

Rien à signaler du côté de l'hérédité. Le malade qui a des habitudes alcooliques, s'enrhume facilement chaque hiver.

Il y a huit jours, il fut pris d'une céphalalgie intense. La nuit il eut quelques frissons suivis de sueur froide pendant une dizaine de minutes. Depuis ce temps le malade n'a pas pu reprendre son travail; il a beaucoup toussé et expectoré des crachats safranés; il accuse un point de côté au niveau des 7e et 8e côtes gauches. — Un peu d'oppression.

Aujourd'hui, anorexie, constipation, T. 38,5 P. 66. Le malade tousse beaucoup; ses crachats sont adhérents au vase et safranés.

A la percussion. — En arrière submatité dans le tiers moyen du poumon gauche; matité dans le tiers inférieur.

A l'auscultation. — Souffle très fort au niveau de l'angle de l'omoplate, qui va en augmentant du côté de l'aisselle; quelques râles sous-crépitants fins seulement à l'inspiration au niveau de l'angle de l'omoplate et aux deux temps de la respiration dans l'aisselle.

Au niveau des points soufflants on constate le retentissement de la voix. Au même point diminution des vibrations vocales; plus bas, abolition presque complète. Dans le tiers inférieur, souffle plus doux et bruits secs ressemblant à des frottements.

Au niveau du cœur, on ne sent pas la pointe, les bruits sont lointains; on entend un souffle doux dans la partie moyenne de la région précordiale.

Mensuration. — La circonférence de la poitrine est de 88.

La demi-circonférence gauche 44 1/2. Les urines sont colorées, sans albumine. — traitement, bouillon.

Le 20 octobre. — Température 38,5. — Les vibrations thoraciques sont parfaitement revenues. Souffle persistant. — On donne des aliments.

Le 22 octobre. — Température 37,8 P. 64. La langue est saburrale. Hier, dans la matinée, le malade a eu un frisson et un point de côté un peu plus haut que le premier. Il affirme qu'il n'a pas fait d'excès ni de boisson ni de nourriture. On entend de gros râles crépitants presque exclusivement à l'inspiration, au niveau du point de côté et du souffle tubaire au même niveau. — On ne constate pas d'égophonie.

Les crachats rouillés sont plus abondants qu'il y a deux jours.

Le 23 octobre. — Température 37,7. La douleur a diminué, le crachoir est moitié rempli d'une expectoration à peine colorée.

Le 21 novembre. — Sortie. L'état général est bon; mais on entend toujours du souffle à l'auscultation.

I° PNEUMONIE DOUBLE

La pneumonie double qui s'observe 1 fois sur 8 (Lebert) 1 fois sur 16 (Grisolle) ne débute jamais à la fois dans les deux poumons. C'est, en moyenne, le huitième jour que le second poumon est envahi. Cela tiendrait d'après Grisolle, à une action réflexe du poumon malade sur le poumon sain, qui se prendrait au même titre que le second œil dans un cas d'ophthalmie sympathique. L'envahissement du second poumon est habituellement accompagné d'une recrudescence de la fièvre; mais il est exceptionnel qu'il soit marqué par un nouveau frisson et par le cortège symptomatique du début de la maladie.

Grisolle s'explique cette quasi latence de la seconde pneumonie : 1º parce que, dit-il, elle se déclare à l'époque où la première continue à s'aggraver ou bien lorsqu'elle est parvenue à la période la plus aiguë ; 2º parce que le poumon affecté en dernier lieu l'est à un degré moindre que le premier et dans une étendue moins considérable.

OBSERVATION V. — PNEUMONIE DOUBLE, DÉBUT A DROITE, PNEUMONIE CONGESTIVE A GAUCHE SE RÉSOLVANT PLUS VITE QUE CELLE DE DROITE.

Michel Paviolo, né à Trana (Italie), maçon, 27 ans, entre le 18 mars 1880.

Cet homme a toujours joui d'une bonne santé ; il est enrhumé depuis le commencement de l'hiver, ce qui ne l'a pas empêché de travailler jusqu'à ces derniers temps. Dans la nuit du 13 au 14 mars, ce malade a eu très froid ; il a tremblé de froid toute la nuit. Le lendemain 14, Paviolo qui était allé à son ouvrage comme à l'ordinaire, n'a pu travailler parce qu'il avait du malaise, de la céphalalgie : il pouvait qu'avec peine se tenir sur ses jambes. Le soir, point de côté à droite et dyspnée. Quelques heures plus tard point de côté à gauche. Le malade ne se rappelle pas s'il a éprouvé un nouveau frisson : Il a craché du sang pur. Il n'est pas allé à la selle depuis le 14 mars.

Le 18 mars. — Actuellement la face très rouge. Anorexie complète : polydipsie intense : sueurs abondantes ; 60 respirations par minute. Le pouls est mou, large et régulier 128. Température 39º4.

Signes physiques. — Peau chaude. — Matité des deux moitiés inférieures, elle n'existe pas sur les parties latérales du thorax. Tympanisme sous la clavicule gauche. Abolition des vibrations thoraciques.

A droite. — On entend à l'auscultation des râles humides, et très abondants à l'inspiration: quelques-uns s'entendent, en arrière à l'expiration, au niveau du tiers inférieur. Souffle tubaire au tiers moyen. Respiration rude au sommet.

A gauche. — Au tiers inférieur, souffle tubaire, sans le moindre râle. Respiration au sommet. L'expectoration est presque nulle; seulement un crachat sanglant et quelques autres muqueux, d'une couleur un peu ambrée.

Le 19 mars. — Face vultueuse. Dyspnée intense; Teinte subictérique des conjonctives, cyanose des ongles; 76 respirations par minute, lorsque le malade est assis; 64 seulement lorsqu'il est dans le décubitus dorsal. Pouls 120. Température mat. 39°5.

Aux poumons. — Le souffle du côté gauche est plus fort qu'à droite. Il semble se continuer avec la racine du poumon; il se prolonge jusque dans l'aisselle.

Matité dans la fosse sus-épineuse droite, peu marquée dans le reste du poumon; toujours pas de râles. Tympanisme très marqué entre la clavicule et le mamelon droit, il existe aussi en arrière, mais d'une manière moins nette. Température soir 40,5.

Le 20 mars. — La cyanose des ongles est moins marquée que la veille, le malade est plus calme. Pouls très mou 104. Température 39°2. — 36 respirations par minute. On trouve des râles crépitants dans l'aisselle et à la base gauche. Beaucoup d'albumine dans les urines. Température du soir 40°2. Trait. Alcoolature d'aconit 4 gr.

Le 21 mars. — Le pouls est encore plus mou que la veille à 96. Température 39°. Le souffle a disparu à la partie moyenne du côté gauche; râles de retour abondants; rien dans l'aisselle. Souffle toujours tubaire. Les vibrations thoraciques sont diminuées à la base et à la partie moyenne, à gauche. Température soir 40°. Traitement. Ergot de seigle 2 gr. Suppression de l'aconit.

Le 22 mars. — Le pouls à 92 est un peu plus dur que la veille; il est nettement dicrote. Température 38°8. A gauche le souffle a considérablement diminué; on rencontre un grand nombre de râles de retour. La respiration est seulement soufflante.—A droite. On trouve des râles de retour en très grande quantité; le souffle qui a perdu beaucoup de son intensité est bronchique. Température du soir 39°8. Traitement, suppression totale des médicaments.

Le 23 mars.—Pouls 80°. Température 38°3. 32 respirations.

A gauche. — La respiration est très soufflante au niveau de la racine des bronches. — A droite. Le souffle est plus marqué que la veille. Pas de crachats. Température du soir 39°7. Traitement, ergot de seigle 2 gr.

Le 24 mars.—Pouls 88°. Température 37°4. Langue bonne; pas de crachats. — A gauche. Pas de souffle. — A droite. A peu près pas de souffle à la base; la respiration est soufflante seulement entre la partie moyenne et la racine du poumon. Suppression de l'ergot.

Le 26 mars. — Température 37°5. Persistance du souffle bronchique vers le hile, à gauche et à droite. Ergot 2 gr.

Le 27 mars. — A gauche; c'est à peine si l'on entend de la respiration soufflante. — A droite; le souffle a notamment diminué. Suppression de l'ergot.

Le 28 mars. — Le souffle est très creux à la partie moyenne droite. Il persiste à gauche.

Le 29 mars. — Le souffle est le même. Ergot de seigle 2 grammes.

Le 30 mars. — Le souffle persiste, quoique la matité ait disparu.

Le 1er avril. — Le souffle existe encore. On entend des râles de retour de plus en plus gros.

Le 2 avril. — Le souffle a disparu. — Moins de râles.

Le 5 avril. — Le malade accuse une douleur dans toutes les dents. Nitrate d'aconitine.

Le 6 avril. — Les douleurs ont disparu.

2. — PNEUMONIE A FOYERS SUCCESSIFS

Une des variétés de pneumonie à durée prolongée, des plus curieuses, est la pneumonie que M. Lépine propose de désigner sous le nom de pneumonie à foyers successifs.

Le début de cette variété n'a rien de spécial (frisson initial, fièvre d'intensité moyenne); puis après une résolution prématurée du foyer pneumonique avec défervescence et période d'apyrexie de quelques heures à un ou deux jours, il se développe un nouveau foyer dans le même poumon ou le poumon opposé. On a pu constater jusqu'à dix foyers successifs.

Je n'insiste pas d'avantage sur cette variété excessivement rare et dont il ne m'a pas été donné d'observer d'exemple.

3. — PNEUMONIE MIGRATRICE.

Quant à la variété *pneumonie migratrice*, également assez rare, elle diffère de la précédente en ce que *la résolution* du premier foyer n'est pas terminée au moment où une nouvelle portion de poumon est atteinte. En d'autres termes, il n'y a pas de période d'apyrexie séparant le développement de nouveaux foyers. Cette variété peut donc être considérée, ainsi que le fait remarquer M. Lépine, comme une forme de transition entre la pneumonie à foyers successifs et la pneumonie vulgaire, qui est presque toujours *extensive* jusqu'à un certain degré. Le cas suivant peut être considéré comme un exemple.

OBSERVATION VI. — PNEUMONIE MIGRATRICE

Flandrin (Joseph), charbonnier, 22 ans. Entré le 5 février 1880 à l'Hôtel-Dieu, salle Ste Elisabeth. Cet homme qui a toujours joui d'une bonne santé, a éprouvé un refroidissement le 2 février : néanmoins il a continué à travailler durant toute la journée. Le malade ne donne aucune indication précise sur la date du point de côté et ne peut préciser si c'est le 2 ou le 3 ; il ne peut dire non plus s'il a eu la fièvre à ce moment.

Le 5, à son entrée, la face est vultueuse ; la rougeur est surtout plus accentuée du côté droit.

Signes physiques. — Matité à la base droite ; en arrière, souffle bronchique et non tubaire au-dessous de l'angle inférieur de l'omoplate. Ce souffle ne rejoint pas la racine des bronches. A la base droite, exagération des vibrations thoraciques. Légère bronchophonie.

Expectorat. — Crachats en partie rouillés, en partie blancs et aérés. Le pouls est à 72. — Température, 37°7.

Le 7 février. — Le point de côté a diminué. Le souffle qui a remonté s'étend jusqu'au sommet ; il est chevrotant à l'expiration. Etat général assez bon. Pouls 80. Température 38° 3.

Le 8 février. — Température 38°4, Pouls 96 excessivement petit. L'état général est moins bon que la veille. On entend du souffle dans la partie moyenne du poumon qui se continue sans interruption avec la racine des bronches. Bruit de Skoda vers l'angle inférieur de l'omoplate et un peu en dehors de cet angle. A droite, un peu de skodisme sous la clavicule droite, vibrations thoraciques exagérées dans la fosse sous-

épincuse droite. Le souffle sans râle est concentré en arrière.
— Deux ou trois crachats rouillés adhérents au vase.

9 février. — Température 38°6, Pouls 88. Le maximum
de la matité est à la partie interne et supérieure de la fosse
sous-épineuse. Le bruit skodique existe toujours au niveau de
l'angle inférieur de l'omoplate, mais en dehors de lui et sous
la clavicule. Même siège qu'hier des vibrations thoraciques qui
sont exagérées. Même localisation du souffle ; rien au sommet ; crachats rouillés plus nombreux encore que la veille.

10 février. — Pouls 104. Pas de matité sur le côté et à la
base ; souffle ce matin jusqu'à la base ; vibrations thoraciques
diminuées. M. Garel avait cru entendre à la base, hier, un bruit
de souffle fugace, qu'il n'avait pu retrouver. Crachats rouillés.

11 février. — Température 37°6. Pouls 88. État général
meilleur que la veille, le souffle descend, mais il est moins
fort ; pas de crachats rouillés.

12 février. — État général bon, l'appétit revient, le souffle
tubaire a disparu. On constate l'apparition de râles crépitants,
les vibrations thoraciques ont diminué à la base ; encore de la
matité à la base.

14 février. — Léger tympanisme au sommet droit, souffle
très léger expiratoire à la base. Râles de retour à la partie
moyenne, les vibrations sont normales.

22 février. — La matité persiste. On entend quelques râles
sous crépitants dans l'inspiration.

OBSERVATION VII. — PNEUMONIE DU SOMMET DROIT, D'ABORD
EN ARRIÈRE, PUIS EN AVANT

Gauthier (Joseph), demeurant à Montchat, voiturier, 33 ans,
entré le 2 mai 1880.

Cet homme avoue quelques excès alcooliques. Le 27 avril,
il assistait à une revue militaire ; il plut beaucoup, et il dut
rester toute la journée dans ses vêtements mouillés et coucher
le soir sur la paille. Dans la nuit du 28 et 29 avril il fut pris

d'un frisson, de dyspnée et d'un point de côté sous le mamelon droit. Depuis, anorexie, toux sèche, fièvre constante, délire nocturne.

Actuellement le visage est coloré, la dyspnée peu intense, le point de côté persiste avec la même intensité qu'au commencement. Température 39°5, le pouls est plein et fort à droite et en arrière. — La percussion dénote de la matité qui s'étend depuis l'épine de l'omoplate dans toute la fosse sous-épineuse ; dans le reste du thorax la sonorité est normale. — A l'auscultation, on entend dans la portion mate, un souffle très net sans râles, perceptible aussi dans le creux axillaire. A la base droite, diminution du murmure vésiculaire que l'absence de bruits pathologiques permet d'attribuer à l'immobilisation du thorax par le point de côté, exagération des vibrations thoraciques au niveau du sommet droit.. Trait. ventouses.

Le 3 mai. — Température, 38°. Pouls 80. Pas de délire dans la nuit. Ce matin le malade est toujours dans la stupeur, rougeur des pommettes, douleurs musculaires, périthoraciques superficielles. A la percussion la sonorité est normale excepté dans la fosse sous-épineuse où le son est mat et dans la fosse sus-épineuse où il est tympanique. — A l'auscultation, souffle doux, sans râles, vibrations thoraciques exagérées en dedans de l'omoplate. Les crachats sont peu abondants, légèrement visqueux. Albumine dans les urines. Trait., injection de morphine ; potion au sirop de diacode 30 grammes.

Le 4 mai. — Température 40°, Pouls 62 mou et dicrote. Toujours état adynamique. — Matité à la percussion de la fosse sus-épineuse, bouffées de râles fins au niveau de l'épine de l'omoplate, en avant, à la percussion, un peu de tympanisme ; les crachats sont plus abondants qu'hier, ils sont colorés. Trait., tartre stibié 0,10, en potion ; vin chaud.

Le 5 mai. — La potion n'a déterminé ni envies de vomir ni diarrhée, la face est toujours très-rouge : la dyspnée et la douleur périthoracique sont moins fortes, le pouls est plus fréquent, 104, température 40,3, anorexie absolue, polydipsie intense. Teinte subictérique, enduit saburral de la langue. —

A l'auscultation, le souffle est perçu dans toute l'étendue du lobe supérieur ; sa limite inférieure est marquée par une ligne oblique, qui de la partie interne de l'épine de l'omoplate, devient oblique en dehors vers la pointe de cet os. En avant, toujours du tympanisme, on le trouve aussi à gauche. — A l'auscultation l'expiration est soufflante. — Trait. sulfate de quinine 0,40.

Le 6 mai. — Température 40°3. Pouls 92 très mou. La face est très animée. Les crachats sont muqueux, aérés, légèrement visqueux, à peine striés de sang. En arrière le souffle a moins d'intensité à la base droite, augmentation des vibrations. Trait., sulfate de quinine, 1 gr., 3 ventouses scarifiées. — Soir, température 40°2.

Le 7 mai. — Le souffle s'entend en avant jusqu'au niveau du mamelon ; râles fins. Trait. vésicatoire et sulfate de quinine 0,50.

Le 8 mai. — Température, 38°8. Pouls 86. Face rouge moins abattue que les jours précédents. — En avant. Souffle descendant moins bas qu'hier avec quelques râles fins de retour. — En arrière. Le souffle a diminué et les râles sont beaucoup plus nombreux. — En bas. On entend très bien le murmure respiratoire.

Le 9 mai. — Température 36°8. Pouls 48. On constate à la partie inférieure du thorax, une exagération persistante des vibrations thoraciques dans la fosse sus-épineuse, matité et souffle ; pas de crachats. — Les urines peu abondantes sont chargées d'urates.

Le 10 mai. — Température 37°3. Pouls 52. A la base, persistance de l'exagération des vibrations thoraciques. Dans la fosse sus-épineuse, râles crépitants de retour. Les crachats restent toujours salivaires. Plus d'albumine dans les urines. Deux selles dans la matinée.

Le 11 mai. — Retour de l'appétit ; le malade commence à manger. Dans la fosse sus-épineuse, gros râles.

Le 13 mai. — Moins de matité ; on entend du souffle à l'expiration en haut et en avant ; peu de râles. Persistance des vibrations thoraciques à la partie inférieure.

Le 15 mai. — Persistance de l'exagération des vibrations thoraciques, de la submatité; douleur à la percussion; obscurité du murmure respiratoire.

L'action du sulfate de quinine est fort remarquable chez ce malade.

C — **Pneumonies périodiques**

Ce sont des pneumonies développées sous l'influence de l'intoxication paludéenne.

Grisolle en a décrit une forme *intermittente* et une forme *rémittente* : la première est beaucoup plus intéressante au point de vue clinique et thérapeutique.

Dans la plupart des cas, il y a, dès le premier accès fébrile, quelques symptômes thoraciques, par exemple, une douleur de côté ; puis aux accès suivants, la maladie se caractérise.

L'accès débute par un frisson plus violent et plus long que celui de la pneumonie légitime ; les symptômes de la pneumonie ordinaire apparaissent ensuite, (expectoration caractéristique, crépitation fine et sèche, mêlée parfois à du souffle.) La fièvre a l'allure d'une fièvre intermittente. Les signes thoraciques évoluent parallèlement avec elle, et pendant l'intermission, peuvent disparaître complètement ; quelquefois cependant, il peut rester une crépitation grasse, humide, de la faiblesse ou de la rudesse du murmure. En général la fièvre pernicieuse pneumonique revêt le type tierce ou quotidien ; en se renouvelant, les accès deviennent plus graves et plus longs : la pneumonie devient alors rémittente.

En l'absence de traitement convenable, la lésion pulmonaire s'aggrave; souvent les deux poumons sont pris ; des troubles d'ataxo-adynamie éclatent, au milieu desquels le malade succombe. Le traitement spécifique a raison habituellement de cette pneumonie.

D — **Pneumonie à marche alternante**

M. Lépine propose de désigner ainsi une pneumonie dans laquelle on observe un *balancement* entre la lésion pulmonaire et une autre lésion : par exemple, une arthrite rhumatismale. Tel est le cas observé par Grisolle et Louis. « Du matin au soir, dit Grisolle, on voyait le souffle être remplacé par la crépitation, et réciproquement ; jamais pourtant, dans l'intervalle de ces sortes de crises, le poumon ne recouvrait sa perméabilité ; il restait toujours un son obscur et un bruit respiratoire affaibli ; mais de temps en temps et presque toujours pendant une recrudescence des douleurs articulaires, on voyait le côté inférieur se prendre à son tour. C'était d'abord une crépitation fine, puis, au bout de quelques heures, survenait du souffle et de la bronchophonie. Ces crises, qui duraient chaque fois trois ou quatre jours, se sont reproduites en trois mois, dix à douze fois. A aucune des crises il n'y a eu d'expectoration caractéristique. »

II. — PNEUMONIES QUI TIENNENT AU SIÈGE

A — **Pneumonie du sommet**

La pneumonie du sommet, que quelques auteurs n'admettent pas comme variété à part, mérite cependant d'être considérée comme telle, par les particularités intéressantes qu'elle présente. Cette forme se caractérise par une élévation généralement considérable de la température, par l'intensité de la dyspnée (Bouillaud, Andral, Hourmann et Dechambre) par l'intensité des phénomènes nerveux qu'elle détermine, par la lenteur de la résolution (Moutard-Martin), et comme l'a indiqué M. Lépine, par la terminaison fréquente par abcès.

Tandis que dans les pneumonies des lobes inférieurs la crise a lieu dans la seconde moitié de la première semaine, elle n'arrive dans celles des lobes supérieurs qu'à la fin de la première semaine ou au commencement de la seconde (Thomas). Tout est donc en retard quand c'est le sommet qui est le siège de la pneumonie. D'après Peter, cette allure spéciale serait due à ce que le sommet du poumon est doué d'une vitalité moindre que dans les autres parties plus expansibles. Et, le seul fait du siège de la pneumonie au sommet devrait détourner a priori d'une abstention systématique.

OBSERVATION VIII. — PNEUMONIE CONGESTIVE DU CÔTÉ DROIT ET DE LA PARTIE MOYENNE

Salle Sainte-Élisabeth, n° 27 (Service de Monsieur Lépine)

Sola (Dominique), né à Raconiggi (Italie), journalier, 16 ans, entré le 1er avril 1880. — Début de l'affection sans frisson ni point de côté, le 26 mars ; il n'a pas craché de sang ; il tousse un peu. — Actuellement, le malade se plaint d'une sensation de constriction à la base de la poitrine, surtout lorsqu'il fait de grandes inspirations. Anorexie depuis le début ; polydipsie. Pas de diarrhée ni constipation ; pas de céphalalgie, pas de bourdonnements dans les oreilles, ni d'épistaxis. Rien du côté du cœur ni du foie.

Aux poumons. — En avant. Rien à la percussion. — Par l'auscultation, râles fins vers la partie interne de la clavicule droite. Du côté droit, en arrière : matité dans la moitié supérieure. A l'auscultation, souffle bronchique, retentissement de la voix, vers l'angle inférieur de l'omoplate avec bouffées de râles très fins, ne s'entendant que pendant l'inspiration et ne se modifiant pas par la toux. Les vibrations thoraciques sont légèrement exagérées au même niveau.

Le 2 avril. — Température 38° 4. Pouls 112. Ce matin, prostration ; tympanisme à la partie externe de la fosse susépineuse ; matité à la partie interne ainsi qu'au-dessous. Inspiration soufflante dans la fosse sous-épineuse. Les urines sont assez pâles : elles ne renferment pas d'albumine. Soir : température 40°.

Le 3 avril. — Température 38° 3. Pouls 94. Les fosses suset sous-épineuses sont nettement mates. On entend du souffle bronchique, en dehors de la fosse sous-épineuse, sur l'étendue de la paume de la main, bien distinct de la racine des bronches. Râles crépitants extrèmement fins en arrière et dans l'aisselle.

Le 4 avril. — Température 37° 7. Pouls 56, irrégulier. Tympanisme au niveau de la matité d'hier. Le souffle a presque complètement disparu. Les râles fins d'hier ne sont plus entendus.

Le 5 avril. — Température 37° 8. Pouls 54, régulier. Plus de râles ni de souffle. On constate seulement deux ou trois frottements.

B — Pneumonie centrale

La pneumonie centrale est une pneumonie qui, par une anomalie assez rare, naît dans une portion centrale du poumon et qui, par conséquent, est, pour un temps du moins, inaccessible à l'auscultation la plus minutieuse.

Le frisson et l'hyperthermie sont exactement semblables à ceux de la pneumonie légitime, mais on n'observe pas de point de côté tant que la pneumonie n'a pas gagné la partie superficielle de l'organe.

L'affection n'est latente que pendant un temps limité, et pour peu qu'on continue à explorer chaque jour la poitrine du malade, on ne tardera pas à percevoir par l'auscultation les signes caractéristiques de la pneumonie.

OBSERVATION IX.—PNEUMONIE CONGESTIVE DU CÔTÉ GAUCHE

Salle Sainte-Élisabeth, n° 18 (Service de M. le professeur Lépine)

Angelot (Claude), tourneur, 39 ans. (Bonne santé habituelle). Est entré dans le service le 23 février 1879. Le malade a l'habitude de boire des petits verres le matin. Il y a trois jours, cet homme qui avait le corps en sueur, a bu trois verres d'eau froide. Deux heures après l'absorption du liquide, il a été pris d'un violent point du côté gauche, au-dessous du mamelon. Pas de frisson à proprement parler ; seulement quelques légers frissonnements. Ce n'est que le lendemain, qu'est survenu la dyspnée, la toux et une expectoration sucre d'orge. Tous ces symptômes ont persisté jusqu'à aujourd'hui.

Le 23 février. — Langue blanche. Anorexie. Peau chaude. Température 39,5 Pouls 104 — L'examen des poumons pratiqué alors ne fournit que des résultats négatifs.

Le 24 février. — Teinte ictérique des conjonctives, légère céphalalgie. Pouls large et un peu dicrote. Point de côté poignant, avec sensation d'angoisse et de suffocation imminente.

Poumon gauche. — Matité qui occupe le 1/3 moyen du thorax en arrière, et lorsqu'on se rapproche du côté de l'aisselle. Vibrations vocales, un peu diminuées au niveau de la matité, vers les parties supérieures du poumon et en arrière, le murmure respiratoire est très affaibli. Souffle doux au niveau de l'aisselle par l'inspiration. Pas de souffle respiratoire, excepté lorsqu'on se rapproche de la base. — Nulle part des *râles crépitants*.

Poumon droit. — En avant. Sonorité exagérée. L'expectoration est un mélange de crachats de pneumonie et de bronchite. — Ipéca, 1 gr. 50 cent.

Le 25 février. — Température du matin 39,4. Pouls 96. La couleur ictérique des conjonctives a diminué ; langue assez bonne, sonorité diminuée dans la fosse sous-épineuse gauche. La base du poumon gauche sonne parfaitement bien. Dans la fosse sous-épineuse, souffle lointain, creux avec quelques râles sous-crépitants creux. — Dans l'aisselle, souffle aux deux temps. Vers la partie latérale, il est étendu de deux travers de doigt. — Les vibrations thoraciques au niveau du souffle sont un peu diminuées ou du moins ne sont pas augmentées.

Cœur. — Les bruits du cœur sont moins frappés que la veille.

Trait. — Benzoate de soude, 15 gr.

Le 26 février. — Température 39,1 — Pouls 88 fort, non dépressible. Le malade, qui a pris sa potion, a eu des envies de vomir. Il va à la selle depuis le vomitif. Hier, il a éprouvé des sensations de chaleur très intenses. La nuit a été troublée par des sensations étranges, des rêves pénibles, et des cauchemars atroces. Le matin, tout est rentré dans le calme. Le souffle est le même que la veille. Il semble, cependant, être moins aigu et se rapprocher davantage de la respiration soufflante. — Dans la fosse sous-épineuse le souffle est expiratoire et creux.

Les crachats sont toujours en grande partie salivaires; quelques uns sont visqueux. Ils sont moins colorés. — Suppression de la potion.

Le 27 février. — Température 39,6 Pouls 116. La nuit a été assez calme. La teinte ictérique des conjonctives a à peu près complètement disparu. Le malade a encore un peu de diarrhée.

La pneumonie paraît avoir monté. On entend du souffle dans la fosse sus-épineuse gauche. Le souffle n'a pas le timbre tubaire. — Dans la fosse sous-épineuse, on entend par la toux quelques râles crépitants. — Au niveau de l'épine de l'omoplate, le souffle est remplacé par des râles crépitants de retour. La matité a un peu diminué à ce niveau.

Trait. — Vésicatoire dans la fosse sous-épineuse.

Le 28 février. — Température 37,8 Pouls 96. Défervescence complète. Le malade est assis sur son lit, la peau est fraîche; la respiration calme; les conjonctives sont toujours un peu jaunes. — Le souffle semble diminuer d'intensité. Dans la fosse épineuse, le souffle respiratoire est plus intense que la veille. Pas de râles crépitants de retour. — Dans la fosse sous-épineuse le souffle ne s'entend plus.

Le 1ᵉʳ mars. — Température 37,1 Pouls 76. Toujours aucun râle de retour.

Le 3 mars. — Dans la fosse sus-épineuse, râles crépitants de retour peu nombreux.

Le 4 mars. — Le malade a mangé. — Dans la fosse sus-épineuse, souffle persistant; pas de râles crépitants de retour ni en haut ni plus bas. — Au Sommet, persistance de la diminution des vibrations thoraciques. Dans la fosse sous-épineuse, elles ont reparu.

C — **Pneumonie massive de M. Grancher pseudo-pleurétique de M. Lépine**

Dans cette variété, les bronchioles et bronches d'un plus gros calibre sont quelquefois complètement obstruées par des moules fibrineux. Il en résulte une absence complète de la respiration, absence de bronchophonie et de vibrations vocales, parfois même d'expectoration.

Tous les signes ordinaires de la pneumonie peuvent réapparaître tout à coup, si un fragment suffisant du moule est expulsé. Ce qui offre surtout de l'intérêt, c'est, comme Wiedmann en rapporte un cas dans sa thèse, la pneumonie massive s'accompagnant d'une dyspnée intense. On a expliqué ce fait en supposant que le moule oblitérant avait remonté jusqu'à la bronche principale, et enlevait ainsi tout un poumon à la respiration.

III. — FORMES SYMPTOMATIQUES

A — **Pneumonie sthénique**

Cette forme, si commune au commencement de notre siècle, ne se rencontre guère de nos jours. On peut cependant de temps en temps trouver des malades qui en présentent une image, bien affaiblie à la vérité. Il ne suffit pas, en effet, pour admettre l'existence d'une pneumonie sthénique, de constater une rougeur intense de la face, un pouls fort et fréquent ; il faut de plus, une grande intensité du processus, un exsudat solide et beaucoup de fièvre.

L'observation suivante, qui concerne un Italien, n'avait que les apparences de la forme sthénique, car la fièvre était peu intense. Si je la consigne ici, c'est précisément pour montrer un de ces cas trompeurs où, sans une observation exacte, on serait à tort tenté de voir une pneumonie sthénique.

OBSERVATION X. — PNEUMONIE CONGESTIVE
DE LA BASE GAUCHE

Salle Sainte-Élisabeth, nº 9 (Service de M. le professeur Lépine)

Pianzola (Antoine), étameur, 60 ans, né à Rognanco (Italie), entré le 24 mars 1880.

Depuis un an cet homme a des troubles de la digestion. Il ne peut manger que des potages, du lait et des œufs. Le pain, les féculents et la viande ne peuvent pas être tolérés par l'estomac. Le malade éprouve un sentiment de barre après les repas et même des douleurs lancinantes tous les soirs, suivies de vomissements (marc de café) mais ne contenant pas cependant du sang. — En 1859, le malade a eu la fièvre pendant la guerre d'Italie.

Cet homme avoue des habitudes alcooliques entre l'âge de 20 et 30 ans.

Il y a deux jours, il a pris froid dans la journée. Le soir, il a ressenti un frisson tellement violent qu'il faisait trembler le lit; céphalalgie intense; point de côté à la base droite; dyspnée; le malade tousse avec peine à cause du point de côté; il n'a pas craché de sang.

Actuellement. Température 38°3, pouls fréquent, régulier, très mou. Anorexie complète, polydipsie intense. La face est vultueuse, la peau chaude, les pupilles sont également dilatées. La respiration est très accélérée.

Signes physiques. — Matité à la base gauche jusqu'à l'angle inférieur de l'omoplate. Les vibrations thoraciques paraissent égales des deux côtés. Souffle tubaire extrêmement intense se prolongeant sur le côté. Trois ou quatre râles crépitants. Tympanisme au niveau de la fosse sous-épineuse et surtout sous la clavicule; on constate de la matité dans la moitié supérieure. — A droite. — La percussion est normale. La respiration est soufflante et parfois bronchique à la fin de l'expiration.

Expectoration de crachats un peu diffluents, couleur jaune citron.

Le 25 mars. — Température 38°4. Pouls 104. Pas de dyspnée bien appréciable. Dans la moitié inférieure gauche, jusqu'au milieu de la fosse sus-épineuse, souffle tubaire très creux s'accompagnant de 3 ou 4 râles n'arrivant pas sur le côté. On constate une douleur extrême par la percussion. Matité complète. Les vibrations thoraciques sont nulles des deux côtés.

Dans l'aisselle, matité limitée antérieurement suivant une

ligne verticale menée du sommet de l'aisselle. Le souffle n'arrive pas jusque là ; à mesure, en effet, qu'on approche de la partie antéro-inférieure, la respiration est seulement soufflante.

Le 26 mars. — Température 38º2, pouls 84. L'état général n'est pas meilleur qu'hier.

Les signes physiques sont les mêmes que la veille, sauf que la base et la partie inférieure sont envahies par le souffle qui s'avance jusqu'à la limite de la matité. — Traitement : ergot de seigle, 3 gr.

Le 27 mars. — Température 37º2, pouls 76. Le malade qui a pris de l'ergot, a eu des douleurs gastriques et des vomissements cette nuit. Toujours vive douleur de la paroi. — Le souffle a toujours la même intensité. On entend deux ou trois gros râles crépitants, mais à la base, souffle tout à fait tubaire. Traitement : suppression de l'ergot. Saignée 200 gr. Température le soir 38º3.

Le 28 mars. — Température 37. Pouls 64. Amélioration ; douleur diminuée. Le souffle a presque entièrement disparu. A la percussion immédiate la sonorité a reparu. A la percussion médiate, la matité est toujours la même ; elle s'arrête suivant la ligne verticale que nous avons mentionnée.

Le 29 mars. — Température 37º5, pouls 68. Le souffle, à gauche, n'existe plus qu'à la base. La sonorité est revenue presque complètement.

Le 30 mars. — Souffle très atténué. Douleurs épigastriques. Vésicatoire.

Le 31 mars. — Le souffle persiste encore.

Le 1er avril. — Le souffle a disparu.

B — **Pneumonie bilieuse**

Dans certaines circonstances, l'ictère prend dans la pneumonie une haute signification, en ce qu'il est la marque d'une des formes cliniques les plus intéressantes de la pneumonie aiguë. Nous voulons parler de la pneumonie bilieuse, étudiée par Sydenham en 1675, Baglivi (1691), Huxham (1733 et 1737), Zimmermann et Tissot (1753) ; et surtout par Stoll.

La pneumonie bilieuse naît sous l'influence de *constitutions épidémiques*, soit temporaires, d'où sa fréquence à certaines époques, sa rareté dans d'autres ; soit surtout stationnaires, d'où sa fréquence relativement plus grande dans le midi de l'Europe.

Son début n'est pas solennel comme dans la pneumonie légitime ; la fièvre, qui n'est pas excessive, s'accompagne d'une prostration qui n'est pas en rapport, non plus, avec l'étendue de la phlegmasie. Chez les trois quarts des sujets, il y a de la constipation, des selles verdâtres, quelquefois des vomissements bilieux, de la douleur épigastrique, en un mot un état gastro-hépatique très accusé. Bientôt des symptômes nerveux, plus ou moins accusés, viennent se joindre à ce cortége symptomatique : céphalalgie souvent déchirante, étourdissements, éblouissements et vertiges ; le tout avec exacerbation le soir. Puis l'ictère se généralise avec toutes ses particularités cliniques habituelles.

Ce qui, d'après les auteurs, caractérise la pneumonie bilieuse, plus encore que les symptômes précédents, c'est l'efficacité « merveilleuse de la médication évacuante. »

C — Pneumonie asthénique

Il peut arriver que la pneumonie s'accompagne d'un état général qui soit un véritable état typhoïde.

La température est, en règle générale, très élevée, la rate est augmentée de volume. Il y a de l'albumine dans les urines. On rencontre parfois des épistaxis et de la diarrhée ; mais ce qui domine la scène, c'est l'asthénie physique et psychique. Quant aux symptômes généraux, il faut distinguer deux sortes de variétés : 1° la forme ataxique, caractérisée par un délire violent, avec soubresauts des tendons et parfois raideur tétanique des membres ; 2° la forme adynamique, caractérisée par l'adynanie la plus complète. Assez souvent une parotidite intercurrente ajoute à la gravité de la situation.

La pneumonie asthénique se rencontre à l'état sporadique et épidémique, frappant, à un moment donné et dans un même lieu, des individus dans des conditions les plus opposées, jeunes et vieux, faibles et forts, etc.

Les pneumonies d'origine miasmatique revêtent presque toujours la forme asthénique. On pourrait croire qu'il en doit être de même pour les pneumonies d'origine typhoïde ; c'est-à-dire qui sont dues à la localisation primitive du miasme typhique sur le poumon. Il n'en est rien cependant, beaucoup de malades atteints de pneumonies véritablement typhoïdes quant à leur nature, n'ont nullement l'aspect typhique. C'est un point sur lequel insiste M. Lépine dans ses leçons, et qui présente de l'importance, parce que si l'on n'était prévenu de ce fait, on méconnaîtrait très souvent la nature des pneumo-typhoïdes. — A l'appui de cette opinion, je rapporterai l'observation suivante :

OBSERVATION XI — PNEUMO-TYPHOÏDE

Salle Sainte-Élisabeth, n° 24 (Service de M. le professeur Lépine)

Monot (Pierre) domestique, 17 ans, né à Mionay, demeurant à Lyon, entré le 27 mai 1880. Le malade a eu à 12 ans la fièvre intermittente qu'il avait contractée dans la Bresse. Cette fièvre qui affectait le type quarte a duré 18 mois.

Début de la maladie, il y a quatre jours par un frisson intense qui a duré plusieurs heures ; des vomissements, de la fièvre, de la céphalalgie violente et un point de côté à gauche qui persiste encore. Hier soir épistaxis abondante.

Aujourd'hui. Température 40°, pouls 72, céphalalgie violente, peau très chaude, joues colorées ; fuliginosités sur les lèvres ; langue sèche et rouge sur les bords. Dyspnée intense, le malade se plaint d'un violent point de côté à gauche et de douleurs abdominales. On constate du gargouillement dans la fosse iliaque, quelques tâches ombrées sur le ventre, peu de diarrhée ; carphologie ; pas de toux, ni crachats.

Signes physiques. — En arrière. Matité sur l'étendue du poumon gauche. Aux deux tiers inférieurs du même poumon on entend du souffle tubaire intense pendant l'inspiration ; bronchophonie. — Au poumon droit, respiration exagérée. — Traitement : Sulfate de quinine 1 gr. Rhum 30 gr.

Le 28 mai. — Température 38°8, pouls 78, pas manifestement dicrote. Le malade, qui est dans le décubitus dorsal, a le facies abattu quoique un peu congestionné, les yeux et la bouche sont entr'ouverts, les ailes du nez exécutent quelques mouvements. La respiration 24 ; la langue rouge est sèche au milieu. Pendant la nuit le malade n'a pas dormi ; il a été peu agité. Les pupilles ne sont pas dilatées. Adynamie profonde.

La douleur abdominale est plus forte à gauche par la pression. Rien à signaler du côté du cœur. Pas de toux ni de crachats. A gauche. — Expansion dans la fosse sus-épineuse

7

gauche; souffle tubaire intense aux deux tiers inférieurs seulement en arrière; soir, température 39°9. — En avant. — Rien d'anormal. Pas de râles. — Traitement: 6 ventouses scarifiées. Sulfate de quinine, 1 gr.

Le 29 mai. — Température 39°9; pouls 76 vibrant, dicrote, cérébral. La journée d'hier a été orageuse. Epistaxis dans la soirée. Ce matin le malade est dans le décubitus latéral droit: la face est moins rouge qu'hier mais les pupilles sont plus dilatées. Les lèvres sont fuligineuses et la langue très sèche.—Adynamie profonde. Le malade ne répond pas aux questions qu'on lui pose. On observe quelques petits mouvements carphologiques et des nœuds musculaires prolongés. Le ventre qui est moins ballonné qu'hier est douloureux des deux côtés.

Du côté des poumons; le tympanisme a diminué, le souffle a disparu, sauf à la racine des bronches. Aux deux bases et en arrière, on rencontre de la matité et quelques râles sous-crépitants. Le soir, température 37°7, l'état ne s'est pas modifié. Traitement: bouillon, café fort, sulfate de quinine 1 gr. potion avec 1 gr. d'ergotine.

Le 30 mai. — Température 38°5 ; pouls 52. Le malade se plaint d'une céphalalgie intense. Il répond aux questions qu'on lui pose.— Du côté des poumons, on constate encore à gauche de la matité et du souffle à la racine des bronches. Le soir, température 38°6. Traitement: sulfate de quinine 0,50.

Le 31 mai. — Température 37°8, pouls 54 dicrote. La langue est toujours sèche, le ventre est creusé en bateau. Le souffle a compètement disparu. Pas de râles. La nuit a été calme. Traitement: sulfate de quinine 0,50 cent.

Le 1ᵉʳ juin. — Température 37°7.

D — **Pneumonie par starvation**

La pneumonie par starvation est une forme qui peut débuter insidieusement sans symptômes capables d'éveiller l'attention. Cette forme particulière aux individus profondément cachectiques, est essentiellement caractérisée par l'asthénie et même par l'apyrexie, attendu que la température centrale peut rester basse pendant la plus grande partie de la maladie. Cela tient peut-être à ce que chez les cachectiques, la pneumonie est d'une essence moins fébrile.

Je n'ai pas rencontré de cas de pneumonie par starvation.

E — **Pneumonie entée sur une Bronchite**

La pneumonie, surtout chez les enfants, peut s'enter sur une bronchite antérieure. C'est ce qui arrive dans certaines constitutions médicales, dans le cours de la grippe, des bronchites contractées sur quelques parties du littoral ; c'est particulièrement la pneumonie des gens de côtes et des marins.

Ces *fluxions de poitrine* de nature catarrhale ont été l'objet de publications remarquables des médecins de Montpellier. Ce qui lui donne sa physionomie, c'est la subordination des signes locaux de la pneumonie vis-à-vis de la bronchite généralisée.

Le début n'est pas tout à fait insidieux. La température est moins élevée, et les exacerbations vespérales sont plus marquées.

« Alors même, dit Jurgensen, que la pneumonie s'accompagnant de bronchite est franchement fibrineuse, elle perd sa marche cyclique au moment de la crise; au lieu de l'apyrexie, il y a une simple rémission, commencement d'une période amphibole de durée indéterminée. La résolution du foyer pneumonique est traînante; les forces sont lentes à revenir; parfois il s'établit une fièvre hectique dont la terminaison est fatale. D'autres fois, surtout chez les emphysémateux, la mort arrive par insuffisance cardiaque. »

OBSERVATION XII — PNEUMONIE DU SOMMET DROIT.
BRONCHITE PRIMITIVE

Salle Sainte-Élisabeth, nᵒ 40 (Service de M. le professeur Lépine)

Coquard (Louis) né à Lyon, matelassier, 3o ans, entré dans le service le 15 mai 1880. Père et mère morts, il y a une dizaine d'années, d'une affection cérébrale. — Cet homme a eu la fièvre muqueuse à 8 ans; il l'aurait eue de nouveau à 14 ans. Pas de syphilis.

Début. — Il y a 15 jours, le malade qui était dans un grand courant d'air, a pris froid. Le soir même, il eut de la céphalalgie, une fièvre intense, des nausées et quelques frissons. Depuis ce jour, la fièvre s'est maintenue et le point de côté a persisté au-dessus du mamelon droit. — Pendant les premiers jours le malade a rejeté des crachats blanchâtres et épais, puis jaunâtres, mais jamais sanglants. Depuis 8 jours il se trouve plus oppressé.

Le 15 mai. — Actuellement, température 41°. Pouls 94, céphalalgie intense, peau chaude, anorexie, polydipsie, point de côté persistant au-dessus du mamelon droit. Toux et oppression continuelle. Pas de crachats depuis 8 jours.

Signes physiques. — En arrière, matité sur toute l'étendue de la partie supérieure du poumon droit. Souffle tubaire à l'inspiration. Expiration courte et obscure. Bronchophonie.

Les vibrations thoraciques sont plus intenses à la partie supérieure du poumon. — Exagération du murmure vésiculaire à la base du poumon droit, ainsi que sur toute l'étendue du poumon gauche. — En avant. Tympanisme au-dessous du second espace intercostal jusqu'au mamelon; au-dessus de cet espace, matité très nette. On entend à ce niveau quelques gros râles vibrants. Traitement : rhum 5o. Vin de Bordeaux. Quinine, 1 gr.

Le 16 mai. — Température du matin, 39° 3. Température soir 40° 7.

Le 17 mai. — Température 38° 2. Température soir 39° 1.

On entend dans la fosse sus-épineuse de gros râles vibrants fugaces. — Sulfate de quinine, 0,5o.

Le 18 mai. — Température 38° 7. Soir 38° 8. Pouls 8o.

Le 19 mai, — Température 38° 9. Soir 37.

On supprime la quinine. Le malade a eu de l'albuminurie passagère.

OBSERVATION XIII. — PNEUMONIE ENTÉE SUR UNE BRONCHITE

Salle Sainte-Élisabeth. n° 3o (Service de M. le professeur Lépine)

Louis Berger, charcutier, 32 ans, entré le 18 décembre 1879. Cet homme s'enrhume tous les hivers pendant une quinzaine de jours.

Début il y a 4 jours par un malaise général, de la courbature, un point de côté au niveau du mamelon gauche, dyspnée, toux, par un grand frisson.

Le 19 décembre. — Température 38,7. Peau chaude, visage vultueux, transpiration abondante depuis ce matin. Respiration très fréquente. Toux quinteuse; expectoration de petits crachats visqueux couleur gelée de groseille et mêlés à du sang.

Signes physiques. — Submatité des deux tiers inférieurs du poumon gauche en arrière. Pas de souffle, pas d'œgophonie; pas non plus de bruit respiratoire. Râles crépitants dans les 2/3 inférieurs en arrière seulement, mêlés à de gros râles vibrants. On entend de nombreux râles de bronchite à la base droite. Traitement: kermès 1 gr.

Le 20 décembre matin, 38,2, soir 38,5.

Le 21 décembre. — Les crachats ne sont plus ni rouillés ni sanglants. Matin, température 37,9, soir 38,1.

Le 22 décembre. — Matin, température 37.8, soir 38,8. — On entend des râles vibrants à droite et des gros râles sous-crépitants de retour à gauche.

Le 23 décembre. — Température, matin, 38,2. Soir 38,4.

Le 24 décembre. — Température, matin, 37,5. Soir 37,6.

Le 31 décembre, — Diarrhée. Suppression du kermès.

Le 3 janvier. — Le malade tousse. Térébenthine 2 capsules.

OBSERVATION XIV. — PNEUMONIE LOBAIRE.
BRONCHITE GÉNÉRALISÉE

Salle Sainte-Élisabeth, n° 20 (Service de M. le professeur Lépine)

Antoine Gauthier, né à Seyssel (Ain). Concierge, 5o ans, entré le 12 janvier 1880. — Début brusque, mardi soir 6 janvier, par un frisson intense, un point de côté à droite, de l'oppression et de la toux sèche. Le point de côté n'a duré que quelques heures. Pendant cinq jours, le malade a ressenti une impression de froid, un peu moins prononcée, cependant, que le premier jour. Le malade n'a pas été très prostré. La nuit du début, il accuse avoir ressenti une névralgie trifaciale gauche très vive. Dents mauvaises.

Aujourd'hui 12 janvier. — Visage naturel, un peu pâle; peau un peu chaude, respiration régulière non accélérée. Le malade qui crache rouillé, ne peut pas dire depuis quelle époque il a commencé.

Signes physiques. — Matité de la base droite. Râles humides aux deux temps et aux deux bases, plus accentués à droite. Pas de souffle à droite. Le cœur va bien. La radiale flexueuse n'est pas, cependant, athéromateuse.

Le 13 janvier. — Pouls 100. Température 38°. Soir 38°9. Crachats toujours rouillés. Respiration régulière non accélérée. Diminution très marquée des vibrations thoraciques dans les deux tiers inférieurs gauche. Submatité à la base droite. Bruit de Skoda au sommet droit. Râles de retour en grande quantité à la base droite. Râles fins à la base gauche. Pas de souffle. — Albuminurie notable dans les urines.

Traitement : injection de morphine, 0,02. Kermès, 0,50.

Le 14 janvier. — Température 37°. — Les crachats sont toujours en partie safranés. L'albuminurie est en quantité moindre. Pas de résultat par la morphine sur la névralgie. Frottements à la base droite. Pas de diminution appréciable des vibrations thoraciques.

Le 15 janvier. — Température 37°. Les douleurs névralgiques ont diminué d'intensité. Les vibrations thoraciques sont normales par l'auscultation, encore quelques frottements. Moins d'albumine que la veille.

Traitement : vésicatoire, 2 capsules de térébenthine.

1284. — Lyon.—Imprimerie A. VALTENER et Cⁱᵉ, rue Belle-Cordière, 14.